# DES INDICATIONS

## DE

# L'EXTENSION CONTINUE

### PAR

## LA MÉTHODE AMÉRICAINE

### PAR

### Louis BOUJU,

Docteur en médecine de la Faculté de Paris,
Ancien interne des hôpitaux du Hâvre,
Élève des hôpitaux de Paris.

PARIS

A. PARENT, IMPRIMEUR DE LA FACULTÉ DE MEDECINE

29-31, RUE MONSIEUR-LE-PRINCE, 29-31

1879

# DES INDICATIONS

## DE

# L'EXTENSION CONTINUE

### PAR

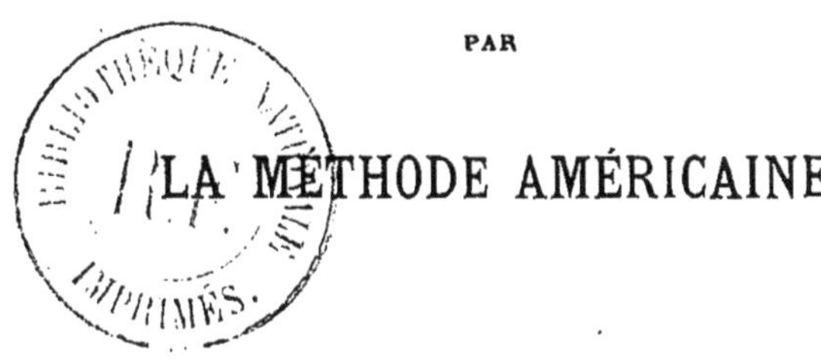

# LA MÉTHODE AMÉRICAINE

### PAR

## Louis BOUJU,

Docteur en médecine de la Faculté de Paris,
Ancien interne des hôpitaux du Hàvre,
Élève des hôpitaux de Paris.

PARIS

A. PARENT, IMPRIMEUR DE LA FACULTÉ DE MÉDECINE
29-31, RUE MONSIEUR-LE-PRINCE, 29-31
—
1879

DES

# INDICATIONS DE L'EXTENSION CONTINUE

PAR

## LA MÉTHODE AMÉRICAINE

## INTRODUCTION.

L'extension continue a depuis longtemps été appliquée au traitement de diverses affections ; mais les moyens mis en usage ont beaucoup varié, et il suffit de parcourir le mémoire de M. Monod (1) pour se rendre compte des différentes phases par lesquelles a passé la question.

Nous n'avons pas la prétention de nous ériger en juge en une matière aussi contestée ; cependant, d'après les faits que nous avons recueillis pendant les deux ans et demi que nous avons passés comme interne dans les hôpitaux du Havre, et pendant l'année où il nous a été permis de suivre M. le professeur Panas, nous avons pu suffisamment apprécier les avantages de cette méthode pour pouvoir aujourd'hui venir présenter à la bienveillance de nos juges les

(1) Archives gén. de médecine. Ch. Monod, juin 1878.

considérations que nous ont inspirées les quelques malades qu'il nous a été donné d'observer.

Qu'il nous soit permis, au début de ce travail, d'adresser tous nos remercîments aux excellents maîtres qui ont bien voulu nous aider de leurs conseils dans le cours de nos études, et surtout à M. le professeur Panas dans le service duquel nous avons pu apprécier tous les bénéfices de l'extension continue, alors qu'elle était scientifiquement appliquée.

Nous nous attacherons surtout dans notre travail à établir quelles sont les indications qui permettent d'utiliser avec profit l'emploi de l'extension continue par la méthode américaine, en insistant sur la façon dont elle doit être appliquée.

C'est là en effet une des questions qui divisent le plus les auteurs.

Les faits que nous avons observés nous ayant paru résoudre la question à l'avantage de la méthode des tractions continues par les poids, nous nous sommes cru autorisé à venir la défendre aujourd'hui devant nos juges.

DIVISION DU SUJET.

Dans un premier chapitre, après avoir esquissé l'historique de l'extension continue, nous étudierons la manière de la pratiquer ; puis, nous nous appuierons sur les expériences physiologiques, qui ont été faites tant en France qu'à l'étranger, pour montrer les avantages qu'on en doit retirer.

Le second chapitre traitera des indications de cette méthode thérapeutique : nous montrerons avec nos observations à l'appui tous les bénéfices qui peuvent en résulter pour les malades, et nous discuterons les objections qui ont été faites à l'emploi de l'extension continue.

Nos conclusions feront l'objet du troisième chapitre.

---

## CHAPITRE PREMIER.

### HISTORIQUE. — MODE D'APPLICATION.

L'application de l'extension continue et des tractions forcées a été depuis bien longtemps pratiquée en chirurgie. Hippocrate en aurait déjà, dit-on, signalé l'avantage dans le traitement des fractures de la jambe. Nous ne reprendrons pas l'étude des diverses phases par lesquelles a pu passer cette méthode thérapeutique. Il nous suffira de dire qu'en France Desault, J.-L. Petit, Boyer l'ont employée avec succès. Mais jusque dans ces dernières années, son usage était resté limité au traitement des fractures, accompagnées de raccourcissement; ce n'est guère que depuis les travaux de Richard Wolkmann que son application s'est généralisée et a été étendue au traitement des affections articulaires. Déjà, il est vrai, en 1835, Le Sauvage (1) (de Caen) avait élevé la voix pour recommander l'emploi de l'extension continue dans certaines formes de maladies articulaires, et à ce sujet il avait écrit la phrase suivante : « Je conçois, disait-il, la possibilité et tout l'avantage de

(1) Le Sauvage (de Caen). Mémoires sur les luxations spontanées du fémur. Arch. gén. de méd., 1835, 2ᵉ série, t. IX, p. 280, et Faits pour servir à l'histoire des maladies articulaires. Ibidem, 1837, t. XIV, p. 34.

application d'un bandage à extension continue pour sous-
traire les surfaces articulaires au mouvement et à la pression réciproque que la contraction des muscles leur fait
sans doute éprouver. »

Vers la même époque Mayor (de Lausanne) (1) établis-
sait, dans un intéressant travail, la valeur de l'extension
pour obtenir le redressement des déviations latérales du
bassin, et en 1865, Velpeau et Lefort, à la Société de chirurgie, venaient défendre la valeur de ce traitement en pro-
testant contre l'opinion, qui attribuait aux Américains
l'honneur de l'avoir les premiers employé.

Cependant, les publications de William Harris (de Phi-
ladelphie) annonçaient déjà en 1839 que l'extension continue
non-seulement arrêtait la marche de la coxalgie, mais
qu'elle faisait en même temps cesser les douleurs si vives
des malades ; puis vinrent les travaux de Davis (2) (de New-
York), de Bauër (3) (de Bröklyn) et surtout ceux de Sayre (4),
chirurgien de l'hôpital de Bellevue, de New-Yorck, qui en
établissant d'une manière incontestable tous les avantages
que ces praticiens avaient retirés de ce mode de traitement lui faisaient prendre domicile dans la science sous
le nom de *Méthode américaine.*

Nous nous bornerons à ces quelques considérations sur
l'historique de cette question, qui a été traité complète·
ment dans un article remarquable publié par M. Charles
Monod, dans les Archives générales de médecine, sous le

(1) Mayor (Mathias). Des déviations latérales du bassin. Excentri-
cités chirurgicales, etc., 1845, p. 214.

(2) Davis (H.-G.). American Montly journal, 1860.

(3) Bauër. New York journal of medicine, 1860.

(4) Sayre. Bulletin de la Société de chirurgie, 5 mars 1865. (Commu-
nication faite par M. Lefort.)

titre : « De l'extension continue dans le traitement des arthrites. »

Dans le courant de notre travail nous citerons, lorsque l'occasion se présentera, les divers auteurs qui ont étudié la question.

Dès à présent cependant, nous pouvons dire que l'application de l'extension continue après s'être généralisée en Allemagne, où elle a donné lieu à une série de travaux importants, parmi lesquels nous citerons surtout ceux de Wolkmann (1), et de Max Schede (2), a trouvé aussi en France de nombreux partisans, tels que MM. Lefort, Broca, Panas, dans le service desquels nous l'avons vu employer avec succès. Quelques thèses ont aussi paru à la Faculté de Paris sur ce sujet, et nous croyons devoir citer celle de M. Millies-Lacroix (3), sur l'extension continue dans la coxalgie, et les fractures du fémur. Nous en avons trouvé une autre soutenue à Strasbourg (4), en 1872, et une plus récente à Montpellier (5). Mais tous ces documents ne traitent de l'extension que pour en montrer les avantages dans certains cas déterminés, et aucun n'étudie les indications générales de la méthode, en se basant sur les conditions physiologiques que les expériences ont permis d'établir. Aussi est-ce sur ce point que nous insisterons spécialement, quand nous aurons décrit rapidement la manière d'appliquer l'extension, que nous empruntons à la pratique de M. Panas.

(1) Volkmann. Ueber die Behandlung von Gelenkenzundengen mit Gervitchten. Berlin. klin. Wochenschrift, 1868, n° 6 et suiv.

(2) Max Schede. Archiv. für Klin. Chirurgie, 1870-71, t. XII, p. 685.

(3) Milliès-Lacroix. Thèse de Paris, 1877, n° 504.

(4) Lange. Thèse Strasb., 1872. Trait. des affections articul. par extens. continue.

(5) Crouzet. Thèse Montpellier, 1878. Traitement des arthrites par extension continue.

L'extension continue se pratique au moyen de poids, qui, suspendus au membre, représentent les agents de l'extension. C'est là le point fondamental de la méthode qui remplace les appareils anciens si nombreux et si compliqués par une force passive et permanente, qu'il est toujours facile de se procurer. C'est au moyen de bandelettes de sparadrap que l'on a communément l'habitude de suspendre les poids.

Pour rendre cet appareil solide et éviter qu'il exerce une traction trop forte sur certains points, on doit avoir la précaution de faire remonter très-haut jusque sur la cuisse une longue bandelette de plusieurs centimètres de largeur qui sera exactement appliquée sur les deux faces latérales du membre, de manière que sa partie médiane dépasse la plante du pied en formant un étrier. Pour fixer cette anse longitudinale, il conviendra d'appliquer d'autres bandelettes en formant des circulaires qui, commençant à quelques centimètres au-dessus des malléoles, iront se terminer au-dessus des condyles du fémur. On a l'habitude de rabattre les extrémités supérieures sur les dernières bandelettes circulaires pour empêcher leur glissement. Un bandage roulé est ensuite appliqué sur tout le membre pour régulariser la compression et favoriser au début l'adhérence des bandelettes à la peau. Une planchette en forme de semelle dont la largeur dépasse un peu celle de la plante du pied est engagée dans l'étrier de façon à en écarter les deux chefs et prévenir ainsi la pression sur les malléoles. C'est à cette planchette qu'on fixe ou qu'on attache la corde qui supporte les poids. Cette corde vient passer dans une poulie fixée au pied du lit.

Nous n'insisterons pas actuellement sur le degré de traction, qu'il convient d'exercer sur le membre soumis à l'extension. Nous aurons occasion d'y revenir au sujet des

cas particuliers que nous citerons. Quant à la contre-extension, elle peut se faire au moyen de lacs embrassant la
racine du membre et allant se fixer à la tête du lit.
Mais il est un autre moyen qu'on emploie journelle-
ment dans le service de M. Panas, et qui consiste à soulever le pied du lit de telle façon que le corps vient par son
propre poids déterminer la contre-extension. Chez les jeu-
nes enfants ce moyen est insuffisant, et il faut quand même
recourir aux lacs contre-extenseur, mais ce n'est là qu'une
exception.

Pour assurer l'extension, il est important que le lit ne
présente aucune dépression, de manière que le malade y
repose à plat ; ce qu'on obtient facilement en glissant une
planche sous le matelas.

Cet appareil est, on le voit, d'une très-grande simplicité,
et il est toujours bien supporté des malades. Les quelques
explications que nous venons de donner sur son mode
d'application suffiront pour faire comprendre tout l'avantage qu'on peut en retirer.

Mais avant de passer à l'étude des cas où il est indiqué
d'en faire l'application, nous croyons utile d'entrer dans
quelques considérations sur son action physiologique.

Examinons donc successivement les divers résistances
qu'ont à vaincre les poids. Nous trouvons en première
ligne l'action musculaire qui joue, ainsi que l'ont établi
J -L. Petit (1) et Malgaigne (2) dans les déplacements con-
sécutifs aux fractures, un rôle si considérable.

C'est en effet la contraction des muscles, mise en jeu par
les phénomènes irritatifs développés au foyer même de la
solution de continuité, qui apporte le plus grand obstacle

(1) J.-L. Petit. Œuvres chirurgicales.
(2) Malgaigne. Traité des fractures et luxations.

à la réduction et à la contention des fragments. Dans les affections articulaires, les muscles interviennent aussi pour déterminer les positions vicieuses et les maintenir plus tard permanentes par leur rétraction consécutive.

C'est dans la coxalgie particulièrement qu'on peut manifestement l'observer. Beaucoup d'auteurs attribuent même les phénomènes douloureux, du moins en grande partie, à la contraction de ces muscles. En appliquant l'extension continue on lutte efficacement contre l'action musculaire, et on peut ainsi combattre ou même prévenir les accidents que nous venons d'énumérer.

En effet la physiologie (1) a depuis longtemps établi que la contraction musculaire ne pouvait durer longtemps permanente, parce qu'il se produit dans la circulation du muscle contracté des modifications qui, agissant sur sa nutrition, ne tardent pas à le forcer au repos. C'est ainsi que le sang artériel y trouve un abord difficile et que le sang en sort avec une coloration plus foncée, en même temps que la réaction de son propre tissu devient acide. Du reste, en dehors de la physiologie, nous trouvons une preuve de ce que nous avançons dans les exemples les plus vulgaires ; tout le monde sait combien il est difficile de tenir un objet des plus légers seulement quelques minutes à bras tendu, à cause de la fatigue musculaire, qui est la conséquence de la contraction permanente de certain groupe de muscles. Il y avait déjà longtemps que les expériences de Gaillard de Poitiers avaient établi qu'un muscle ne peut rester en état de contraction au delà de vingt à trente minutes. C'est en se fondant sur ces notions physiologiques que MM. Legros et Théophile Anger (2) ont appliqué avec succès les

(1) Béclard. Eléments de physiologie.

(2) Ch. Legros et Th. Anger: Des tractions continues, leurs applications en chirurgie. Arch. gén. de méd., 1878.

bandes de caoutchouc pour la réduction des luxations. Ils produisent ainsi une extension continue qui triomphe facilement de la résistance musculaire, qui est, on le sait, le grand obstacle à la réduction. Il n'est pas nécessaire que la traction soit bien forte pour fatiguer le muscle et vaincre sa résistance. C'est bien plus par sa durée que par son intensité qu'elle doit agir, ainsi que nous en avons donné les raisons. Aussi, avons-nous été étonné de lire dans l'article « Appareil » du dictionnaire de médecine et de chirurgie pratiques, qui a été écrit par M. Sarrazin (1), qu'une traction de 3 ou 4 kilogrammes seulement ne pouvait, donner aucun résultat. Nous espérons démontrer, par les faits que nous citerons plus loin, que cette opinion est tout au moins sujette à contestation. Nous n'entamerons pas la discussion au sujet du nombre de kilogrammes qu'il convient d'appliquer pour lutter efficacement contre la contraction musculaire. Il existe dans la question de trop nombreux éléments tenant, soit à la nature de l'affection, soit à la constitution et à l'âge du patient pour qu'on puisse poser des règles générales.

Nous pouvons dire cependant, d'après les recherches que nous avons faites sur ce sujet, qu'un poids de six à sept kilogrammes au maximum sera suffisant dans la généralité des cas. Si les auteurs sont presque unanimes à reconnaître l'action de l'extension continue sur le désarmement des muscles, il est bien loin d'en être de même lorsqu'il s'agit d'expliquer comment elle agit vis-à-vis des articulations.

Les uns, parmi lesquels il convient surtout de citer Eu-

(1) Sarrazin. Article « Appareil » Dictionnaire de médecine et de chirurgie pratiques, t. III.

gène (1) et Jules Bœckel (de Strasbourg (2) attribuent les bons résultats de l'extension continue dans les arthrites à la séparation des surfaces articulaires, et à la diminution de pression dans l'article, qui en est la conséquence, d'où le nom de « Distraction's Méthod » sous lequel elle a été quelquefois désignée à l'étranger. D'après ces auteurs elle diminue ou fait même entièrement disparaître la pression des surfaces articulaires opposées, qui produit l'usure des os et prépare la luxation pathologique, en même temps que les fongosités articulaires, soustraites à la compression, peuvent s'organiser en tissu fibreux et marcher vers la guérison. Mais cette opinion plausible, probable même, dit M. Monod, ne repose cependant sur aucune expérience cadavérique. C'est en Allemagne seulement que nous trouvons certain nombre de travaux publiés sur ce point. Le professeur Busch (3) (de Bonn), en 1870, a soutenu que l'extension continue agissait non par l'éloignement des surfaces articulaires, mais par une modification de contact des extrémités osseuses, et que, par conséquent, on pouvait obtenir des résultats aussi favorables en se contentant de changer la position du membre. Comme les auteurs, précédemment cités, il n'appuyait son opinion que sur des considérations de physiologie normale et des observations cliniques.

D'autres auteurs, ayant voulu rechercher par des expé-

(1) Eug. Bœckel. Des applications de la traction continue au moyen de l'appareil à Sparadrap. Bul. gén. de thérapeutique, nov. et déc. 1875, et Gaz. méd. de Strasbourg, 1876, nᵒˢ 3 et 4.

(2) J. Bœckel. Résumé de quelques mal. des traités par la traction continue au moyen de l'appareil à Sparadrap. Gaz. méd. de Strasbourg 1878, nᵒ 1.

(3) Busch. Beiträge zur mecanischen Behandlung des Galenkentzundengen. Arch. f. klin. chir., 1872, t. XIV, p. 77.

riences cadavériques le mode d'action de l'extension continue, arrivèrent à des résultats assez différents, que nous
allons rapidement citer bien qu'ils ne nous paraissent pas
suffisamment juger la question.

Kœnig (1) de ses expériences faites avec Paschen sur des
membres congelés conclut à l'écartement des surfaces et à
la diminution de la pression intra-articulaire.

C. Reyher (2), dans un mémoire, qui porte sur plus de
quarante expériences, admet que l'extension forcée produit
bien un certain écartement des surfaces articulaires, mais
que la tension des muscles, qui en est le résultat a pour
conséquence en comprimant la capsule, d'en diminuer la
capacité : ce qui tend à augmenter la pression intra-articulaire ; de sorte que suivant les cas, les résultats varieront
selon que l'écartement des surfaces articulaires ou bien la
tension des muscles dominera.

Nous ne saurions admettre de pareilles conclusions au
point de vue clinique, car c'est avec des tractions équiva-
lentes à des poids de 40, 60 et même 100 livres que cet au-
teur a opéré, condition tout à fait inapplicable, lorsqu'il
s'agit de malades. La condition capitale pour nous c'est le
désarmement musculaire qui se produit sous une faible
traction, pourvu qu'elle soit continue, tandis que dans le
travail qe nous venons de citer, cette condition ne pouvait
naturellement pas exister, puisqu'on agissait sur des ca-
davres, et que par l'exagération même de la traction on
mettait en jeu la résistance de tous les tissus, au lieu de
combattre comme nous le cherchons les propriétés d'ordre

(1) Kœnig. Untersuchungen über Coxitis. Deutsch. Zeitch. f. chir.,
1873, III, p. 256.

(2) C. Reyher. Zur Behandlung der Kniegelenkentzündengen mittelst
der permanenten Distraction. Deutsch. Zeitschr. f. chirurgie, 1873,
t. III, p. 26.

purement vital. Nous nous abstiendrons, par conséquent, pour ces raisons, de discuter les conclusions cliniques, que M. C. Reyher croit pouvoir tirer de ses expériences, telles que : la ponction préalable, dans les cas d'épanchement, pour éviter la rupture de la capsule par augmentation de a pression intra-articulaire sous l'influence de la traction.

Des expériences de Ranke (1) faites dans le service de Wolkmann sur le vivant dans les cas de ponction du genou, il résulterait cependant une augmentation de pression dans l'articulation sous l'influence de l'extension, mais ces résultats ont été récemment contestés pas Schultze (2), qui a reconnu, en expérimentant dans les mêmes conditions, que, si au moment de la ponction, il existe un excès de pression dans l'article, la traction établie aussitôt en détermine l'augmentation mais qu'elle diminue au bout de trois ou quatre jours d'application constante avec un poids de quelques livres. On voit donc par là combien il est difficile de s'en rapporter aux expériences, même lorsqu'elles sont faites dans les meilleures conditions, pour apprécier la valeur d'un procédé thérapeutique. Pour notre part, nous serions beaucoup plus disposé à nous ranger à l'opinion des auteurs, qui attribuent à l'action de l'extension sur le système musculaire l'heureux résultat dû à ce mode de traitement des affections articulaires. Dans le courant des arthrites, en effet, on observe des rigidités musculaires tout à fait comparables à celles qui accompagnent les luxations : ce sont des contractions instinctives, mais cependant actives des muscles péri–articulaires. C'est à des con-

(1) H. R. Ranke. Messungen des intraarticularen Druckes am Kinegelenk der Lebenden. Centralblatt. f. chirurgie, 1875, p. 609.

(2) Schultze. Untersuchungen über die Distraction fühigkeit der grossen Extremitüten Gelenke. Deutsch. Zeitschr. f. chirurgie, 1877, t. VII, p. 76,

tractions que sont dues, comme l'a montré Bonnet (1) (de Lyon) les attitudes vicieuses qui accompagnent les arthrites et ce sont elles, qui bien souvent sont le point de départ de phénomènes douloureux que l'on voit si rapidement cesser, lorsque par une traction permanente et suffisamment puissante on est arrivé à faire céder les muscles et à les faire tomber dans le relâchement. Le rôle attribué à l'écartement des surfaces articulaires et aux variations de pression du liquide, contenu dans la synoviale, nous paraît jouer un rôle beaucoup moins important d'après les faits que nous avons observés.

---

# CHAPITRE II.



Les considérations que nous venons d'exposer sur l'action physiologique des tractions continues par les poids, nous conduisent naturellement à l'application de cette méthode dans les cas où il faudra lutter contre l'action du système musculaire. On comprend, d'après cet exposé, combien sont nombreuses les indications de ce procédé thérapeutique (Distraction's Méthod). Nous allons les énumérer rapidement, puis nous apporterons ensuite les faits que nous avons recueillis.

On doit employer l'extension continue : 1° dans les cas de fractures dont la réduction est empêchée par l'action mus-

(1) Bonnet (de Lyon). Maladies des articulations.

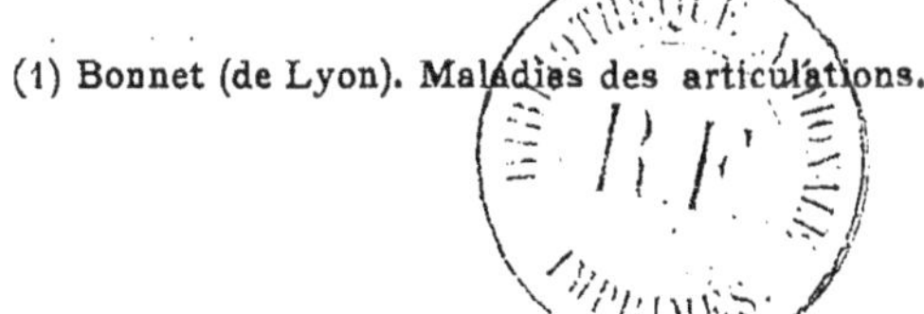

culaire et lorsqu'on craint un raccourcissement consé-
cutif;

2° Dans les arthrites à forme chronique, dont la coxalgie
est le type, parce qu'elle prévient les attitudes vicieuses ou
les corrige lorsqu'elles existent déjà ;

3° Lorsqu'on craint une ankylose ou qu'après avoir
rompu d'anciennes adhérences, on veut empêcher la repro-
duction des raideurs articulaires;

4° Dans les arthrites aiguës et même traumatiques où
elle est un adjuvant utile du traitement antiphlogistique.

C'est surtout pour combattre les phénomènes douloureux
qui accompagnent ces diverses affections, qu'on trouve
dans l'usage de la traction par les poids, un moyen efficace
de soulager les malades.

Parmi les fractures sur lesquelles l'action musculaire a
le plus de prise, il convient de citer celle du fémur. De tous
temps les chirurgiens ont remarqué la difficulté qu'il y
avait à obtenir la consolidation sans raccourcissement à
cause de la résistance qu'offraient les muscles puissants
qui s'insèrent sur les extrémités de cet os et déterminent
les déplacements angulaires des plus prononcés, lorsque
la solution de continuité atteint la diaphyse. Lorsqu'au
contraire c'était l'extrémité supérieure qui était fracturée,
accident si fréquent chez les gens âgés, la difficulté de coaptation des fragments augmentait encore par suite de l'impossibilité d'agir sur le fragment supérieur, d'une part, et
d'autre part de résister à l'action des muscles nombreux
qui, se portant des os iliaques aux trochanters et aux bran-
ches de bifurcation de la ligne âpre, déterminaient l'élévation et la rotation en dehors du fragment inférieur.

De nombreux moyens ont été tour à tour mis en usage
pour lutter contre des conditions aussi défavorables, et
c'est à l'extension qu'on avait eu recours Nous ne rappel-

lerons pas les nombreux appareils successivement employés depuis Hippocrate qui pratiquait la contre-extension au moyen d'une cheville appliquée contre le périnée. Les attelles, les doubles plans inclinés, la boîte de Baudens et bien d'autres ne sont que des divers modes d'emploi de la même méthode. Mais ils sont tous passibles du même reproche : la difficulté de la contre-exension, en même temps que souvent ils sont difficilement supportés par les malades.

La méthode américaine, en se servant du poids du corps pour faire la contre-extension, a supprimé cet inconvénient. Facile à appliquer, elle est aussi racilement supportée, et la possibilité de graduer, suivant les indications, le degré de la traction, la rend de beaucoup supérieure aux autres méthodes ; mais il est une précaution indispensables à prendre dans les cas de fractures, c'est d'assurer l'immobilité parfaite des fragments au moyen d'appareils qu'on applique sur le segment du membre intéressé. On peut, suivant les cas, après avoir établi le système de bandelettes agglutinatives qui doivent supporter les poids, disposer soit un appareil de Scultet, soit une gouttière en fil de fer rembourré qui, lorsqu'il s'agit d'une fracture du col du fémur, doit remonter jusqu'à la crête iliaque, ainsi que le recommande M. Hennequin (1).

Lorsque ces conditions auront été réalisées, la consolidation s'opérera grâce à la coaptation des fragments, assurée par le désarmement des muscles, et on obtiendra la guérison sans raccourcissement sensible, comme l'établissent les observations suivantes [qu'il nous a été donné de recueillir, l'année dernière, à l'hôpital de Lariboisière, dans le service de M. le professeur Panas.

(1) Hennequin. Des fractures du fémur.

Bouju.                                                   2

### OBSERVATION I.

**Fracture de cuisse au tiers moyen. — Déplacement angulaire.
Extension continue. — Guérison.**

Le nommé Delcourt (Jules), âgé de 16 ans, est entré le 7 décembre 1877 daus le service de M. Panas, à l'hôpital Lariboisière, salle Saint-Ferdinand, n° 8.

Ce malade avait été renversé la veille par un omnibus dont la roue était passée sur la cuisse gauche.

A son entrée, on constate chez lui une vive douleur qui est réveillée par les moindres mouvements imprimés au membre, atteint d'une impuissance fonctionnelle absolue. Il existe une tuméfaction assez notable mais qui cependant n'empêche pas de constater une saillie à la partie antérieure et vers le tiers moyen de la cuisse et qui est formée par le déplacement angulaire des deux fragments osseux dont il est possible de sentir la crépitation, en imprimant aux fragments des mouvements en sens inverse.

L'articulation du genou est le siége d'un épanchement assez notable. La différence de longueur des deux membres est très-marquée et mesure plusieurs centimètres. On fait immédiatement l'application de l'appareil à extension continue de la manière que nous avons indiquée.

Dans les premiers jours, on se contente d'y suspendre des poids dont l'ensemble forme 2 kilog. seulement, puis on les augmente progressivement jusqu'à 5 kilog. En même temps, le membre est placé dans une gouttière en fil de fer garnie de ouate et qui assure la complète immobilité des deux fragments,

Pour corriger la rotation du pied en dehors, on se contente de le relever par un simple coussin placé à la partie externe de la jambe. L'appareil est très-facilement supporté. Les douleurs disparaissent et le malade peut même s'asseoir facilement dans son lit.

Les choses sont laissées en place pendant 30 jours, et lorsqu'on lève l'appareil le 8 janvier, on constate une consolidation complète; la saillie des fragments persiste encore un peu, mais est très-notablement diminuée. Le raccourcissement a à peu près disparu. Il n'y a plus guère qu'une différence d'un centimètre et demi entre les deux membres. L'épanchement du genou est complétement résorbé.

Cette articulation n'est même pas le siége des raideurs articulaires si fréquentes à la suite des fractures de cuisse.

Le 1er février, il commence à se lever, marchant d'abord avec des béquilles, et le 12, il peut quitter le service, ne présentant qu'une faible claudication qu'il sera facile de corriger avec une bottine à talon un peu plus haut.

OBSERVATION II.

**Fracture de cuisse au tiers moyen. — Extension continue.**
Guérison.

Le nommé Richebourg (Alexandre), âgé de 24 ans, est entré à l'hôpital Lariboisière dans le service de M. Panas, le 1er mai 1878, salle Saint-Honoré, n° 27.

Cet homme, qui exerce la profession de cocher, est tombé de sa voiture, dont la roue lui est passée sur la cuisse gauche. Le membre est très-volumineux et on constate à la partie moyenne et antérieure une saillie angulaire formée par le déplacement des fragments en même temps qu'il existe de la rotation en dehors. Il y a impossibilité absolue des mouvements. La mobilité anormale et la crépitation sont faciles à obtenir. Pas de liquide dans l'articulation du genou. Raccourcissement notable.

Le 2 mai. Application de l'appareil à extension continue auquel on suspend deux kilog. de poids. Les deux premiers jours, le malade s'est plaint de ressentir quelques douleurs, mais à partir du troisième jour il n'en a plus éprouvé.

Le 7 mai. Le gonflement de la cuisse est toujours très-notable. Il y a une tache ecchymotique considérable. On trouve du liquide dans l'articulation du genou, qui n'est pas douloureux.

Le 11. On porte les poids de la traction à 4 kilog. Le déplacement angulaire est très-diminué. On corrige difficilement la rotation en dehors et pour y remédier, M. Panas fait appliquer une attelle externe, au moyen de laquelle il opère le redressement. Mais le malade, par son indocilité, rend difficile une contention exacte.

C'est alors que, le 17 mai, M. Panas remplace l'attelle par la gouttière de fil de fer de M. Hennequin qui fut parfaitement suffisante. On applique en même temps une attelle à la partie antérieure destinée à déprimer le déplacement angulaire des fragments. Le liquide de l'articulation du genou avait complétement disparu le 1ᵉʳ juin. A l'exception de cette particularité, il n'y a plus rien à signaler jusqu'au 16 juin, époque à laquelle on enlève l'appareil, c'est-à-dire 46 jours après son application. La consolidation est parfaite. Le cal est régulier, peu volumineux. On sent à peine en avant la saillie des fragments et il n'existe pas plus d'un centimètre de raccourcissement. Presque pas de raideur articulaire du genou, et le 27 juin le malade part pour Vincennes marchant avec une canne et sans boîter.

### OBSERVATION III.

Le nommé Bouland (Pierre), âgé de 23 ans, est entré le 23 septembre 1878 à l'hôpital Lariboisière, dans le service de M. Panas, salle Saint-Ferdinand, n° 22, pour une fracture de cuisse au tiers moyen avec déplacement des fragments. Il est traité par l'extension continue que l'on pousse jusqu'à 6 kilog., en même temps qu'on maintient l'immobilité des fragments par un appareil de Scultet qu'on laisse seulement trois semaines. L'appareil à extension est enlevé au bout de 45 jours.

Le raccourcissement et la déviation ont presque complétement disparu. Le genou n'est le siége d'aucune raideur.

Lorsque le 17 novembre, il part pour Vincennes, il commence à marcher sans béquilles en boîtant très-légèrement.

### OBSERVATION IV.

Fracture du col du fémur. — Extension continue.
Consolidation.

La nommée Trion (Gabrielle), 76 ans, est entrée le 12 juin 1878 à l'hôpital Lariboisière dans le service de M. Panas, salle Sainte-Marthe, n° 13, à la suite d'une chute faite sur le côté gauche. Elle présente un certain degré de déformation de la racine du membre avec impossibilité complète d'exécuter aucun mouvement. Rotation du pied en dehors et raccourcissement de 3 centimètres. La pression dans l'aine est douloureuse. Le grand trochanter est plus rapproché de la crête iliaque que celui du côté opposé, et présente un élargissement notable. De plus il est douloureux à la pression. On diagnostique une fracture extra-capsulaire. Peu d'épanchement dans le genou.

Le 15 juin, application de l'extension continue sans autre appareil de contention qu'un coussin qui relève le bord du pied. On commence par une traction de 3 kilogr. qu'on élève à 4 kilogr. sans jamais dépasser ce chiffre.

Pendant toute la durée du traitement la malade n'a plus souffert. L'état général de la malade est resté excellent et lorsqu'on a enlevé les poids le 2 août au bout de 50 jours, il n'existait qu'un raccourcissement presque nul. La malade soulève aisément son membre et il n'y a aucune raideur articulaire. Par mesure de précaution on la tient au lit pendant 20 jours encore et le 22 août elle commence à marcher avec des béquilles. Elle quitte l'hôpital le 25.

### Observation V.

**Fracture du col du fémur droit. — Extension continue.**

Le nommé Nodot (J.-B.), 61 ans, cordonnier, est entré le 20 mars 1878 à l'hôpital Lariboisière, dans le service de M. Panas, salle Saint-Ferdinand, n° 33. Cet homme a fait une chute sur le côté droit il y a deux jours. Il ne put se relever et fut portée à l'hôpital. Il existe un gonflement de la racine du membre. Le triangle de Scarpa est plus bombé que celui du côté opposé. Le grand trochanter plus élevé est aussi large et douloureux à la pression. Il existe aussi de la douleur dans le pli de l'âme s'irradiant jusque dans la jambe. L'impuissance du membre est absolue, la rotation est en dehors et le raccourcissement réel de deux centimètres est constaté par la mensuration. Ce signe permet de reconnaître l'existence d'une fracture extra-capsulaire du col du fémur. On applique l'appareil à extension auquel on ajoute une attelle externe descendant jusqu'au pied et remontant presque jusque sous l'aisselle. Des lacs la fixent à la jambe et un bandage de corps la maintient appliquée contre le tronc. Par ce moyen on corrige complétement la rotation en dehors. L'épanchement du genou est considérable et la pression au niveau du genou est douloureuse, On commence les tractions par 2 kilogr. et on les élève jusqu'à 5 kilogr. Les douleurs cessent complétement et le 5 avril on peut sans inconvenient supprimer l'attelle externe qui est remplacée par un petit coussin.

Le 15 mai on supprime l'extension ; la consolidation est complète ;
e malade soulève facilement sa jambe. Mais la douleur du genou
persiste encore bien que la flexion puisse 'se faire sans trop de
peine jusqu'à angle droit.

Le 12 juin, la douleur a disparu, le malade commence à marcher
avec des béquilles : le raccourcissement n'est pas appréciable. Il
part le 20 juin pour Vincennes.

Nous n'avons pas cru devoir multiplier davantage les
observations de guérison de fractures du fémur, soit du
corps, soit des extrémités, bien que nous en ayons observé
un plus grand nombre dont la terminaison a été aussi heu-
reuse dans le service de M. le professeur Panas. Ces quelques exemples suffisent pour établir la valeur du mode de
traitement que nous venons exposer.

Mais avant de passer aux autres indications qui nous
restent à examiner, nous voulons appeler l'attention sur
quelques points qui ressortent de l'histoire de nos malades.
Le désarmement des muscles, la disparition des phénomènes
douloureux, le raccourcissement, cessent complètement et
on voit rapidement se produire la consolidation. Ce qu'il
importe de ne pas négliger, c'est l'exacte contention des
fragments, soit au moyen de la gouttière de M. Hennequin,
soit au moyen de Scultet.

Nous ferons remarquer au nombre des avantages que
procure l'emploi de la Distraction's Méthod, la disparition
rapide de l'hydarthrose du genou qu'on rencontre si souvent dans la fracture du fémur, que M. Berger a pu dire que
dans les cas douteux, elle suffisait pour assurer le diagnos-
tic. Mais c'est surtout en prévenant les raideurs articulaires
qu'elle rend les plus grands services, car on ne peut les
éviter avec une autre méthode. Ces considérations nous
paraissent suffisantes pour établir la valeur de ce traitement
dans les cas de fracture du fémur. — Nous allons examiner

les conditions qui indiquent son emploi dans les arthrites chroniques. C'est surtout, on le comprend, lorsqu'il s'agit du membre inférieur, que la traction par les poids a été employée. — Il y a à cela plusieurs raisons pour la contre indiquer au membre supérieur. D'abord la difficulté qu'on aurait à installer l'appareil, mais il en est une autre plus importante; on sait, en effet, que lorsqu'il s'agit d'affections de la jambe, il importe d'assurer la rectitude afin de n'en pas troubler les fonctions après guérison, tandis qu'au membre supérieur il est indispensable que l'avant-bras soit fléchi à l'angle droit, afin que le malade puisse encore tirer quelque parti de son bras s'il survenait une.ankylose consécutive à son arthrite. — Or, la traction continue, ayant pour effet immédiat l'extension complète du membre, on ne saurait songer à l'appliquer dans ce dernier cas surtout lorsqu'il s'agit d'arthrites qui, comme certaines tumeurs blanches, ne guérissent que par l'ankylose. — Le cas n'est pas toujours le même cependant, et dans les arthrites aiguës on peut y avoir recours précisément pour prévenir cette ankylose, mais nous y reviendrons plus tard lorsque nous traiterons cette question.

Un des résultats les plus remarquables qu'on obtienne par la méthode américaine dans les arthrites chroniques, c'est le redressement des déviations souvent anciennes et même très-prononcées des membres malades. C'est dans le traite- ment de la coxalgie qu'elle a été d'abord appliquée, et, comme on le verra par nos observations, elle a permis de ramener graduellement sans douleur le membre malade dans le parallélisme normal avec celui du côté opposé. Dans cette affection même elle rend encore d'autres services, elle fait rapidement disparaître la douleur quelqu'aigue qu'elle soit, comme nous l'avons observé chez quelques-unes de nos malades qui souffraient dès qu'on enlevait les poids ou seulement lorsqu'on les diminuait. La diminution rapide et la disparition de la douleur ont pour conséquence de permettre de bonne heure aux malades de s'asseoir sur leur lit, et mobilisant ainsi leur articulation malade sans la fatiguer d'amoindrir le nombre des chances de terminaison par ankylose.

Les luxations pathologiques elles-mêmes peuvent être réduites. Nous l'avons observé dans des cas de coxalgie et il a été aussi donné d'en voir un exemple manifeste après plusieurs mois de traitement, dans le service de M. le professeur Broca, pour une luxation en arrière du tibia consécutive à une tumeur blanche du genou.

M. le professeur Panas fait aussi remarquer, parmi tous les avantages qu'il a retirés de ce traitement, l'absence ou tout au moins la diminution considérable de symptômes d'atrophie musculaire qu'on observe dans les arthrites chroniques, surtout lorsque les membres malades ont été placés longtemps dans des appareils inamovibles, tels que celui que recommande M. le professeur Verneuil et qui présente à bien des points de vue d'autres avantages.

Avant de passer à l'exposé des cas que nous avons vus nous ferons remarquer qu'en condamnant pendant un temps souvent très-long des malades au repos au lit, notre mode de traitement répond en tous points au précepte si important indiqué par Bonnet (1) et Bouvier (2). « Le repos de l'articulation. » C'est là, en effet, toutes les fois qu'il s'agit d'affections articulaires le premier et le plus puissant de tous les antiphlogistiques ; ce qui assure sa supériorité sur les diverses méthodes qui permettent la marche au malade

(1) Bonnet. Maladies des articulations.
(2) Bouvier. Maladies de l'appareil locomoteur.

### OBSERVATION VI.

**Coxalgie ancienne. — Déviation du membre. — Extension
continue.**

Gossin (Joséphine), 18 ans, est entrée le 19 novembre 1877 à
l'hôpital Lariboisière dans le service de M. Panas, salle Sainte-
Marthe, n° 15.

Cette jeune fille, d'une constitution vigoureuse et sans antécé-
dents strumeux, a cependant commencé à boîter de la jambe gauche
vers l'âge de 14 ans. Le membre dévia peu à peu à tel point qu'elle
ne pouvait plus appuyer le côté malade sur le sol. Elle fut con-
duite à Nancy, où un chirurgien lui redressa le membre qu'il plaça
dans un appareil platré. A la suite d'un traitement de plusieurs
mois elle avait pu recommencer à marcher lorsqu'en novembre
1877 elle fut reprise dans la hanche gauche de nouvelles douleurs,
bientôt suivies de déviation du membre et elle fut obligée de se
mettre au lit. Lorsqu'elle rentra dans le service de M. Panas, on
reconnut l'existence d'une coxalgie caractérisée par la douleur à
la région inguinale retentissant jusqu'au genou, par la flexion de
la cuisse sur le bassin, ainsi que par l'abduction et la rotation du
membre en dehors. Là tête fémorale conserve la situation normale
dans la cavité cotyloïde, mais les mouvements imprimés à cette
articulation se passent tout entiers dans la colonne vertébrale qui
présente des courbures de compensation habituelles en pareil cas.

L'extension continue est appliquée le 10 décembre et la traction
est portée à 4 kilogrammes. Dès les premiers jours la douleur dis-
parait complétement, et le malade supporte sans aucune gêne l'appareil. La flexion du membre diminue progressivement et elle
n'existe plus dans le courant de janvier. Mais l'abduction n'étant
pas tout à fait corrigée. on y remédie en appliquant une attelle
externe étendue depuis le pied jusqu'au thorax et qu'il a suffi de
maintenir en place pendant 15 jours pour ramener le membre au
parallélisme le plus complet. Cette attelle est enlevée le 20 janvier,
et les poids sont portés à 5 kilogr. La mobilité reparaît dans l'articulation et le malade commence à pouvoir s'asseoir sur son
sans douleur.

Le 4 février on augmente encore de 2 kilogr. la traction, mais

les bandelettes de diachylon ayant cédé sous les poids, et la traction
cessant d'exister, la douleur reparaît, pour disparaître à nouveau
sous une traction de 5 kilogr. portée à 7 kilogr. sans aucun inconvénient les jours suivants. La malade mobilise de plus en plus son
articulation et peut même en fléchissant la jambe malade soulever
les poids qu'elle supporte. Mais comme on était en présence d'une
récidive, ce n'est qu'au mois de janvier que M. Panas lui permet de
se lever, et pour plus de précaution fait appliquer un appareil si-
licaté embrassant le bassin et la cuisse jusqu'au genou. La malade
commence alors à marcher et peut quitter l'hôpital le 15 juillet.

Nous tenons à faire observer, que malgré la longue durée
de traitement le membre ne présentait aucune atrophie ;
que l'état général était excellent et que son embonpoint a
plutôt augmenté pendant cette longue période de repos.

### Observation VII.

#### Coxalgie. — Extension continue.

Mille (Félicie), 21 ans, est entrée le 14 octobre 1878 à l'hôpital de
Lariboisière dans le service de M. Panas, salle Sainte-Marthe,
n° 11.

Après une attaque de rhumatisme, il y a trois mois, cette malade,
a éprouvé dans la hanche du côté gauche une vive douleur retentissant dans le genou et qui a empêché complétement la marche. Elle
est restée depuis cette époque chez elle, traitée par les vésicatoires
seulement. Lorsqu'elle est entrée à l'hôpital, on constatait l'existence d'une flexion très-prononcée de la cuisse gauche sur le bassin
avec rotation en dedans, et en même temps une ensellure lombaire très-prononcée. Il y avait immobilité complète de l'articulation et les mouvements étaient douloureux. La tête fémorale a
conservé sa place.

Le 19 octobre on applique l'appareil à extension continue avec
une traction de 3 kilogrammes et demi. Dès le lendemain, les douleurs ont disparu ; cependant les jours suivants on n'observe pas de
diminution dans la déviation du membre. L'ensellure persiste. Pour
abréger la durée du traitement, M. Panas endort la malade le 5 no-

vembre et pratique la rupture des adhérences pour remettre le membre dans une bonne position, puis, pour maintenir le résultat acquis on applique de nouveau l'extension continue avec 4 kilogr. C'est à peine si la malade éprouve quelques douleurs pendant la nuit. Mais dès le lendemain elle se trouve complétement soulagée. Le membre conserve sa position normale et quelques jours après, la malade peut s'asseoir sur son lit.

Le 20 décembre, elle commence à se lever et à marcher avec des béquilles.

OBSERVATION VIII.

Coxalgie. — Extension continue.

Dovioz (Marceline), 21 ans, est entrée le 24 mai 1878, à l'hôpital Lariboisière, dans le service de M. Panas, salle Sainte-Marthe, n° 12.

Elle était traitée depuis quatre mois pour des douleurs s'irradiant depuis l'aine jusqu'au genou sans qu'elle en ait obtenu aucune amélioration. C'est dans ces circonstances qu'elle est entrée dans le service présentant tous les signes de la coxalgie confirmée, c'est-à-dire la douleur, la claudication, la flexion avec abduction et rotation en dehors et ensellure lombaire. Le membre présente un raccourcissement considérable si on le compare à celui du côté opposé. On applique l'extension continue le 28 mai et on se contente tout d'abord d'une traction de 2,500 grammes. Mais la déviation ne se corrigeant pas et la douleur persistant encore, on augmente le 3 juin la traction de 1 kilogr.

Cette augmentation de poids est bientôt suivie de la disparition complète de toute douleur, et la déviation se corrige. mais en partie seulement. Pour achever de ramener le membre au parallélisme, on porte le poids à 5 kilogs. A partir de ce jour l'amélioration se prononce de plus en plus, et la rectitude est bientôt obtenue. La malade commence à s'asseoir sur son lit, et après deux mois et demi de traitement elle commence à se lever le 10 août, D'abord avec des béquilles puis plus tard elle peut marcher avec le simple secours d'une canne et part le 30 août boîtant à peine pour l'asile du Vésinet.

## OBSERVATION IX.

Coxalgie. — Luxation pathologique. — Extension continue.

La nommée Mercier (Françoise, 44 ans est entrée le 8 juin 1878 à l'hôpital Lariboisière dans le service de M. Panas, salle Sainte-Marthe, n° 29.

Depuis un an cette malade ressentait des douleurs dans la hanche et le genou gauches, accompagnées de claudication. La marche devenant bientôt impossible, elle fut obligée de s'aliter le 20 février 1878. Depuis ce temps elle a été traitée par les vésicatoires jusqu'au jour de son entrée à l'hôpital. A ce moment on constate une flexion très-prononcée avec abduction et rotation du membre en dehors. Le grand trochanter est remonté en haut et en avant. On trouve la tête fémorale dans la fosse iliaque. Les douleurs sont très-vives et empêchent le sommeil.

L'extension continue est appliquée le 10 juin avec une traction de 3 kilogrammes. Trois jours après les douleurs avaient complétement disparu et on put impunément augmenter les tractions jusqu'au chiffre de 5 kilogrammes et demi. La déviation se corrige rapidement et le 15 juillet le grand trochanter ne dépasse pas sensiblement une ligne allant de l'épine iliaque antéro-supérieure à l'ischion. L'articulation cependant est encore immobile et lorsqu'on imprime des mouvements au membre, ils se passent dans l'articulation sacro-lombaire.

Cet état persiste jusque dans le courant du mois d'août. A cette époque la malade commença à pouvoir s'asseoir sur son lit. Dans les premiers jours de septembre on veut supprimer l'extension, mais la douleur ayant apparu de nouveau, on est obligé de la réappliquer de nouveau pour la maintenir jusqu'au 20 novembre. A cette époque on peut l'enlever sans que les douleurs reparaissent. On lui permet de se lever le 12 décembre et elle commence à marcher dans la salle avec des béquilles.

## OBSERVATION X.

Coxalgie gauche. — Suppuration. — Extension continue.

La nommée Legros (Charlotte), 19 ans, est entrée le 25 juin 1877 à l'hôpital Lariboisière dans le service de M. Panas, salle Sainte-Marthe, n° 23.

Elle avait <sub>a</sub> son entrée avec tous les signes d'une coxalgie avec abduction, flexion et rotation en dehors. D'après les renseignements qu'elle donne, la flexion aurait débuté il y a un an par des vives douleurs s'irradiant dans tout le membre. On lui fait au mois de juillet le redressement du membre et on la place dans un appareil inamovible dans lequel elle reste pendant quatre mois. Elle garde constamment le lit à cause des douleurs qu'elle continue à ressentir dans la hanche malade, et lorsqu'on enlève l'appareil, les déviations ne tardent pas à se reproduire. C'est dans ces conditions qu'en novembre 1877 on fait l'application de l'extension continue, qui a pour résultat immédiat la disparition complète des symptômes douloureux, bien que la traction au début n'ait été que de 2 kilogrammes.

Lorsque nous avons vu pour la première fois cette malade dans le courant de janvier 1878, la déviation du membre était absolument corrigée, et il n'existait aucune douleur spontanée ; cependant la malade ne pouvait s'asseoir dans son lit, car les moindres mouvements imprimés à l'articulation étaient très-pénibles. Le membre du côté malade était sensiblement atrophié à cause de son séjour prolongé dans l'appareil inamovible qu'on lui avait appliqué au début. Au mois d'avril, malgré les tractions, la malade accusa des phénomènes douloureux, et bien que les poids soient portés à 4 kilogr., il ne se produisit aucune amélioration. Mais en examinant la hanche malade on constate l'existence d'une tuméfaction, accompagnée de rougeur de la peau et de la fluctuation. On attribue cette complication au développement d'un abcès, qui, parti de l'articulation malade, est venu sourdre dans le triangle de Scarpa. Le 10 avril M. Panas fait une incision qui donne issue à un pus très-abondant, crémeux et de bonne nature. Le doigt introduit par cette incision permet de constater l'existence d'un décollement dans une grande étendue. On fait le pansement antiseptique de Lister et la suppuration se fait normalement sans s'accompagner d'aucun accident. Les phénomènes douloureux et le mouvement fébrile ont cessé complétement.

Pendant cinq mois la suppuration a continué, en diminuant cependant d'abondance et ce n'est que dans le courant de novembre qu'on a pu obtenir la cicatrisation complète de ce foyer purulent. L'extension continue a été suspendue alors. La malade est très-épuisée par cette longue suppuration et l'articulation est encore immobile, mais n'est plus du tout douloureuse.

Vu son état général, elle est obligée de continuer à garder le lit, mais son affection articulaire peut être considérée comme guérie par ankylose au moment où nous avons cessé de la voir à la fin de l'année 1878.

### OBSERVATION XI.

**Arthrite chronique du genou gauche. — Extension continue.**

La nommée Bourret (Rose), 39 ans, est entrée le 30 octobre 1878 à l'hôpital Lariboisière, dans le service de M. Panas, salle Sainte-Marthe, n° 19. Son affection avait débuté dans le courant du mois d'avril à la suite d'un rhumatisme articulaire subaigu, qui, après avoir atteint les coudes, l'articulation tibio-tarsienne et le poignet droit, s'était ensuite localisé dans le genou gauche où il avait persisté. A son entrée à l'hôpital, la jambe était notablement fléchie sur la cuisse ; le genou douloureux, tuméfié avec épaississement de la synoviale sans fongosités. On applique l'extension continue le 3 novembre avec 2,500 grammes de traction. Le redressement est obtenu avec la plus grande facilité, et le 18 du même mois, il n'existe plus aucune trace de flexion. La douleur à la pression n'existe plus. Seule la tuméfaction est aussi notable qu'au début du traitement. Le 5 novembre un vésicatoire en fer à cheval est appliqué sur la région et son application est suivie d'une diminution de l'engorgement que nous avons signalé. Le 25 novembre on applique un nouveau vésicatoire à la suite duquel une nouvelle diminution du gonflement. L'amélioration continue, mais pour prévenir toute crainte de récidive, M. Panas ne lui permet de se lever qu'après lui avoir fait appliquer le 8 décembre un appareil plâtré.

Ces observations choisies parmi un grand nombre, prises dans le même service, permettent de constater l'action efficace de l'extension continue simplement exercée suivant l'axe du membre pour corriger la flexion de la cuisse sur le bassin. Telle que nous l'avons décrite, elle agit également pour empêcher la rotation en dedans et en dehors. Nous avons vu comment on peut encore y arriver par l'emploi d'une attelle externe. Quant à l'allongement et au raccourcissement du membre, certains auteurs qui utilisent la traction ne s'en préoccupent pas. Holmes dit à ce sujet : « Dans la période d'allongement du membre, il y a peu de chose à faire en dehors du repos complet et de l'application des poids à extension, et l'allongement ne constitue pas une contre-indication puisqu'il n'est qu'apparent. » Nous trouvons dans la thèse de M. Armand (1) que, dans ces cas, il est bon de pratiquer en même temps la contre-extension sur sur le côté malade. Wolkmann même ajoute une troisième traction sur le membre sain qui a pour but de faire basculer le bassin.

D'après nos observations, la force qu'il faudra déployer varie généralement entre 4 et 7 kilogr. Mais la durée du traitement est très-variable suivant l'âge du malade et surtout suivant le degré de la lésion. Plus le mal est ancien, plus la difficulté est grande, car à la contraction des muscles a succédé la contracture, puis la rétraction et plus tard même les adhésions intra-articulaires. Nous empruntons à la thèse de M. Armand un tableau de Schede portant sur seize observations avec déviation et dans lesquelles le redressement a demandé :

5 fois de 3 à 8 jours.

1 fois — 2 semaines.

5 fois — 3 —

2 fois — 4 —

1 fois — 5 —

1 fois — 6 —

Dans nos observations, la durée a été quelquefois plus longue, mais il faut remarquer que M. Panas n'use jamais

(1) Armand, De l'extension continue comme traitement de la coxalgie chez les enfants. Th. Paris, 1878.

que de tractions très-modérées; et on a cité des cas dans lesquels le redressement n'a été obtenu qu'après plusieurs mois d'extension continue. Dans le cas que nous citons de luxation du fémur, il n'a pas fallu moins d'un mois pour ramener la tête dans la position normale. Signalons enfin dans la pratique de M. Panas l'association du redressement brusque à l'extension qui permet d'abréger notablement la durée de la maladie. Les avantages du redressement brusque suivi de l'extension continue ont été observés non-seulement dans le cas de coxalgie, mais encore dans le cas de simple ankylose fibreuse, comme l'établit l'observation suivante recueillie également à l'hôpital Lariboisière dans le service de M. Panas.

OBSERVATION XII.

Ankylose fibreuse de la hanche. — Redressement sous le chloroforme.<br>Extension continue. — Guérison.

Le nommé Chavanne, 31 ans, est entré à Lariboisière, salle Saint-Ferdinand, n° 3.

En février de la même année, à la suite d'un rhumatisme articulaire aigu qui a persisté dans la hanche droite, il est resté chez ce malade une raideur très-prononcée de l'articulation. Il en résulte de la douleur et de la gêne pendant la marche et c'est pour cela qu'il entre à l'hôpital. Lorsqu'on essaie de fléchir la jambe sur le bassin, on constate qu'il ne s'y passe que de très-légers mouvements et comme en même temps il y a de la douleur, M. Panas diagnostique une ankylose fibreuse.

19 octobre. Le malade est chloroformisé et on brise à grand peine toutes les adhérences, ce qui se fait en s'accompagnant d'un craquement considérable entendu des assistants. Puis on imprime à la cuisse tous les mouvements jusqu'à ce que l'on constate que la jointure a recouvré la presque intégrité de ses fonctions. Le malade est immédiatement reporté dans son lit et l'extension continue lui est appliquée avec une traction de 5 kilogrammes. Il ne se produit ni douleur, ni réaction inflammatoire. Les jours suivants on peut facilement imprimer au membre des mouvements de flexion, d'abduction et d'adduction ; ces manœuvres sont, sans

inconvénient, continuées tous les jours jusqu'au 15 décembre. A
ce moment, l'appareil est enlevé et le malade commence à marcher.
Il quitte l'hôpital complétement guéri le 22 décembre.

Cette observation nous paraît encore une preuve de plus
de l'avantage qu'on peut retirer de l'association du redressement brusque et de l'extension parce que l'action des
poids en désarmant les muscles et écartant les surfaces
articulaires diminue les dangers de l'inflammation de l'articulation en même temps qu'elle maintient les résultats
acquis en prévenant la formation de nouvelles adhérences
et nous ne saurions nous associer aux idées de M. Armand,
qui voit dans l'emploi du chloroforme ou de l'éther que né-
cessitent ces manœuvres une contre-indication, car l'emploi de ces agents anesthésiques ne présente pas les dangers qu'il veut bien signaler lorsqu'il est fait avec pru-
dence.

L'application de l'extension continue dans les cas d'arthrites aiguës ne donne pas toujours des résultats aussi
favorables, et Wolkmann, si grand partisan de la Distraction's Méthod, lorsqu'il s'agit surtout de coxalgies, la con-
sidère comme donnant de médiocres résultats dans les
arthrites aiguës du genou et lui préfère l'emploi des appareils inamovibles. Nous croyons cependant qu'elle peut
même dans ces cas rendre de réels services en diminuant
la contraction réflexe des muscles, en calmant la douleur
et en prévenant les atrophies musculaires consécutives, si
bien décrites dans la thèse de Valta (1). Enfin la guérison
ne s'accompagne ni des raideurs ni des ankyloses qui sur-
viennent lorsqu'on a fait l'emploi d'appareils inamovibles.

Personnellement, nous ne saurions avoir une opinion
bien précise sur cette question. Il ne nous a été donné

(1) Valta. Thèse Paris, 1877. Des atrophies musculaires dans les maladies des articulations.

Bouju.                                                    3

d'observer que deux cas d'arthrites aiguës traitées par la méthode des poids et dont les résulats sont trop peu concordants pour en tirer des conclusions.

OBSERVATION XIII.

Hydarthrose aiguë. — Extension continue. — Guérison rapide.

La nommée Charlin (Marie), 27 ans, est entrée le 17 mai 1878 à l'hôpital Lariboisière, dans le service de M. Panas, salle Sainte-Marthe, n° 22,

A la suite de fatigues excessives, et sans autre cause connue, cette malade a été subitement prise, cinq jours avant son entrée à l'hôpital, de douleurs excessivement vives dans le genou droit, ac· compagnées d'un gonflement considérable. A son entrée, le genou est très-tuméfié, contient une quantité considérable de liquide et la pression est très-pénible. Trois vésicatoires sont appliqués sans donner aucun résultat. On met ensuite une attelle plâtrée postérieure et on fait de la compression ouatée. Mais le malade ne peut la supporter à cause de la violence de ses douleurs. En présence de ces accidents, M. Panas fait appliquer le 5 juin l'extension continue avec le poids de 3 kilogrammes. La nuit a été encore un peu douloureuse, mais dès le lendemain le soulagement est très-notable et au bout de deux jours les douleurs ont complétement disparu.

12 juin. L'épanchement a déjà diminué de beaucoup, mais lorsqu'on veut enlever les poids, les douleurs reparaissent.

3 juillet, on enlève l'appareil définitivement. Il n'y a aucune raideur articulaire et on peut, sans aucune douleur, imprimer au membre tous les mouvements. La malade commence à se lever le 12 juillet et part absolument guérie le 3 août.

OBSERVATION XIV.

Le nommé Sabatini (Henri), 23 ans, est entré le 16 juin 1870 à l'hôpital Lariboisière dans le service de M. Panas, salle Saint-Honoré, n° 32.

Ce malade a contracté une blennorrhagie le 10 mai.

Le 25. Après un refroidissement il commence à ressentir des

douleurs dans le genou droit, bientôt après apparaît du gonflement. Les coudes et l'articulation du cou-de-pied droit sont également pris. Il est traité chez lui par le salicylate de soude et les
vésicatoires, mais sans aucun résultat. Il entre alors à l'hôpital
avec un gonflement notable de son genou tellement douloureux
qu'on peut à peine l'examiner. Les autres articulations sont indem-
nes. Il y a de la fièvre (F. 110. T. 38°,6), des sueurs. Rien au cœur.
L'écoulement blennorrhagique est encore assez abondant.

19 juin. On applique l'extension continue avec une traction de
2 kilogrammes. L'appareil est très-difficilement supporté les deux
premiers jours.

Le 23. Il semble qu'il y ait un peu d'amélioration : le genou est
moins gonflé et on peut l'examiner. Cependant, comme le malade
continue toujours à se plaindre de ne pouvoir dormir à cause de son
appareil à extension, on le supprime et le 26 on place le membre
dans une gouttière plâtrée. Il s'ensuit bientôt un soulagement notable et le 20 juillet on peut remettre le membre en liberté. Les
douleurs et le gonflement ont complétement disparu.


Ces deux observations donnent des résultats contradic-
toires, mais il faut observer que la dernière qui a trait surtout au rhumatisme articulaire aigu, a moins de valeur
dans la question qui nous occupe. Aussi nous bornons-nous
à citer les faits sans aucun commentaire.

Nous ne voulons pas terminer cette étude des applications de la Distraction's Method, sans insister tout spécialement sur les avantages qu'elle donne lorsqu'il s'agit
de combattre les phénomènes douloureux. Qu'il s'agisse de
fractures, d'arthrites aiguës ou chroniques, nous voyons
chez tous nos malades la douleur disparaître rapidement,
souvent en quelques heures et au plus en quelques jours.
Notre dernier cas seul fait exception, mais comme nous
l'avons dit, il ne peut être considéré comme une arthrite
simple. Ce qui établit d'une façon absolue que c'est à l'influence de la traction et non pas à l'immobilité ou au repos
au lit qu'on doit ce résultat, c'est que chez plusieurs de

nos malades les douleurs ont reparu aussitôt qu'on a voulu supprimer trop tôt la traction.

Il a suffi alors, pour ramener le calme, de réappliquer l'appareil que les patients eux-mêmes réclamaient avec insistance. Quelquefois on voit après l'application des poids la douleur persister, mais le plus souvent il suffit d'en augmenter le nombre pour produire aussitôt le soulagement. Nous avons recueilli chez M. Panas une observation bien démonstrative au point de vue de la disparition de la souffrance sous l'influence des poids, alors même qu'il ne s'agit ni de fracture ni d'arthrite.

Nous le résumons en quelques mots.

### Observation XV.

Ledoigt (Elise), 42 ans, est entrée, le 24 août 1878, à l'hôpital Lariboisière, salle Sainte-Marthe, n° 27.

A la suite d'une chute remontant à 4 ans et demi ; elle fut atteinte d'une ostéite de l'extrémité inférieure du fémur pour laquelle elle fut soumise à divers traitements.

A son entrée, on constate une tuméfaction considérable de l'extrémité condylienne, accompagnée d'une collection purulente dans le creux poplité, qui est ouverte le jour même de son entrée Il n'y a pas de liquide dans l'articulation ; mais la jambe présente un certain degré de flexion sur la cuisse. Les douleurs sont spontanées, soit provoquées sont assez violentes pour empêcher le sommeil, et on est obligé de lui faire des injections de morphine jusqu'au 3 septembre. Ce jour-là, on applique l'extension continue avec une traction de 4 kilog., et les douleurs disparaissent dès lors complétement.

Le 8 novembre. Les bandelettes de diachylon ayant déterminé un certain degré d'irritation de la peau, on est obligé de les enlever. A partir de ce moment, les douleurs réapparaissent et vont toujours augmentant au point de priver le malade de sommeil et de lui empêcher tout mouvement dans son lit. L'état de la peau ne s'opposant pas à la réapplication des bandelettes de diachylon, on lui remet le 13 novembre une nouvelle traction de 4 kilog. Depuis lors les douleurs n'ont plus reparu.

Sans vouloir chercher dans les muscles de l'articulation la raison physiologique de ce fait, nous ne devons pas moins y insister, car il est une nouvelle preuve à ajouter à toutes celles citées dans le cours de ce travail, et qui établissent incontestablement l'action sédative des poids.

Chose remarquable, les douleurs sont aussi rapidement calmées quelle que soit leur intensité, et lorsqu'on n'obtient pas ce résultat, on doit être en garde contre quelque complication, car presque toujours, dans la coxalgie en particulier, la persistance des phénomènes douloureux indique la formation d'une collection purulente qui tôt on tard deviendra manifeste à l'extérieur. On peut en dire autant lorsque c'est pendant le courant du traitement que la douleur apparaît, alors que le malade ne se plaignait plus depuis déjà longtemps, c'est le cas de notre observation n° 10: ce fut le réveil de la douleur qui attira l'attention et fit découvrir l'abcès. Dans ces cas, le calme revient après qu'on a donné issue au pus.

On trouvera donc, on le voit, un moyen thérapeutique puissant et sur un grand nombre d'affections dans l'emploi de la méthode américaine, qui a été appliquée avec succès au traitement du mal de Pott (1) ; mais nous n'avons pu en recueillir d'observation et nous bornerions notre travail à ces considérations si nous ne croyions devoir répondre quelques mots aux objections qui lui ont été faites.

On a accusé le diachylon de déterminer sur la peau des excoriations, des éruptions, des vésications qui le rendaient pénible à supporter ; ces faits sont extrêmement rares, et sur nos 15 observations ce n'est que dans la dernière qu'après une application de deux mois de l'appareil, il s'est développé un très-léger érythème. Il est facile avec quelques précautions d'éviter cet inconvénient, telles que le soin de

(1) Schutzenberger. Gaz. méd. de Strasbourg, 1872.

raser la peau au préalable, enduire le membre d'huile ou d'appliquer avant les circulaires de diachylon une bande de flanelle, comme le conseille Wolkmann.

Romanin (1) (de Trieste) a proposé de remplacer le sparadrap par du collodion imbibant une bande de toile ; mais, comme nous l'avons déjà dit ces précautions nous paraissent au moins superflues dans le plus grand nombre de cas.

On pourrait encore objecter contre les circulaires de diachylon la gêne circulatoire du membre pouvant entraîner l'œdème du pied, mais il suffit alors d'appliquer un simple bandage roulé avec une bande sèche et envelopper tout le membre pour prévenir cet accident.

La pression de l'étrier au niveau des malléoles pourrait déterminer la formation d'une eschare, mais on l'évite au moyen d'une petite semelle de bois qui donne aux deux chefs un écartement suffisant pour empêcher toute compression douloureuse.

M. Hennequin fait à ce procédé une autre objection : il prétend que, grâce à la laxité de la peau sur le tissu cellulaire, la traction entraîne la peau du membre et que la plus grande partie de la force est employée à cette action. Nous ne saurions admettre cette opinion pour plusieurs raisons. D'abord, grâce à l'application exacte et à l'accollement des bandelettes de diachylon sur toutes les dépressions et saillies de membre, il existe de nombreuses parties qui fournissent à la traction des points d'appui absolument fixes et résistants. D'autre part la traction exercée sur la peau se transmet directement au segment du membre correspondant, et les heureux résultats de la méthode même avec des tractions minimes sont bien là pour le démontrer. Quant à la contre-extension, nous avons vu que l'élévation des pieds du lit suffisait chez l'adulte, et nous pouvons affirmer,

(1) Romanin (de Trieste). In Wienner Wochenschrift, 1874.

d'après ce que nous avons vu, et quoi qu'on ait pu dire, que
les malades supportent aisément cette situation. De plus,
l'éloignement des poids du sol fait que jamais la force de
traction ne diminue et qu'elle reste constante même alors
que l'allongement a disparu.

Peut-on répondre que la méthode américaine donne toujours au membre l'immobilité si nécessaire dans la plupart
des affections où elle est appliquée. Assurément il y a des
cas où elle ne sera pas suffisante, mais nous répondrons à
cette objection qu'il suffit pour obtenir les meilleurs résultats de combiner deux méthodes et d'ajouter soit une gouttière, soit un appareil de Scultet.

Mais quand il s'agit de la coxalgie, il arrive un moment
où l'immobilisation de l'articulation n'est plus nécessaire,
c'est lorsque tous les phénomènes douloureux dans les
mouvements ont disparu. Eh bien, comme le fait observer
M. Panas, nous avons dans la méthode des poids un excellent moyen d'en être averti, c'est lorsque les malades com-
mencent à pouvoir s'asseoir dans leur lit sans ressentir
aucune douleur. Ce n'est que bien longtemps après qu'on
enlève l'appareil, mais cette mobilité suffit pour prévenir
l'ankylose.

On ne saurait reprocher à ce traitement de favoriser les
pseudarthroses dans les cas de fracture du fémur. Il y a
trop longtemps que de nombreuses méthodes d'extension
continue sont appliquées avec succès pour obtenir leur
consolidation et il suffit pour cela d'assurer la contention
exacte des fragments comme nous l'avons si souvent répété.

Quant aux reproches qu'on a adressés à l'extension continue comme traitement orthopédique, d'être longue, douloureuse et inefficace, nous croyons que tout notre travail
plaide suffisamment contre de semblables assertions pour
qu'il soit utile d'en entreprendre la réfutation.

# CHAPITRE III.

## CONCLUSIONS.

L'extension continue par la méthode des poids se recommande par un grand nombre d'avantages.

1° La simplicité de l'appareil, la facilité avec laquelle le supportent les malades et la liberté qui résulte pour les malades de la suppression de lacs contre-extenseurs.

2° Elle est surtout indiquée pour combattre la douleur qui résulte le plus souvent de la contraction réflexe des muscles et de la pression réciproque des surfaces articulaires, l'une contre l'autre.

3° Elle corrige les positions vicieuses, combat les raccourcissements et prévient dans bon nombre d'affections articulaires l'ankylose consécutive.

4° Dans les formes aiguës, on peut supposer que par le désarmement des muscles et l'immobilisation de l'articulation elle agit comme antiphlogistique.

5° Dans tous les cas elle arrête les progrès de la maladie, lui imprime une marche favorable et hâte la guérison.

6° Enfin, elle peut être associée avec avantage suivant les cas à un certain nombre d'autres traitements, tels que les appareils inamovibles, les cautérisations, etc...

Paris. — A. PARENT, imprimeur de la Faculté de Médecine. rue M.-le-Prince. 29-31.

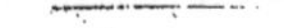
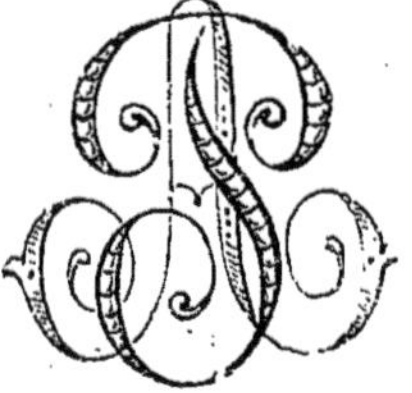